RAPPORT

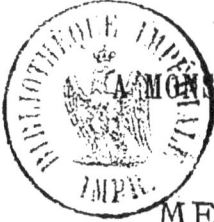

A MONSIEUR LE MAIRE DE GRENOBLE

SUR LES

MESURES A PRENDRE

POUR

PRÉVENIR LES ACCIDENTS PRODUITS PAR LA RAGE

PAR

Le Dr CORCELLET

Licencié ès-Sciences.

GRENOBLE

TYPOGRAPHIE ET LITHOGRAPHIE F. ALLIER PÈRE & FILS,
Grand'Rue, 8, cour de Chaulnes.

—

1865

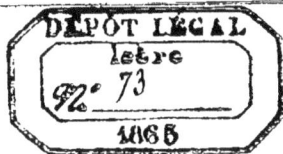

RAPPORT

A MONSIEUR LE MAIRE DE GRENOBLE

SUR LES

MESURES A PRENDRE

POUR PRÉVENIR LES ACCIDENTS PRODUITS PAR LA RAGE

PAR

Le Docteur D. CORCELLET

Licencié ès-sciences (1).

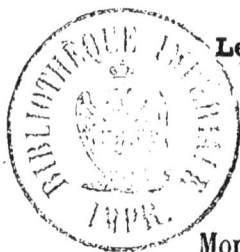

Monsieur le Maire,

La Société de médecine de Grenoble, frappée de l'imminence des dangers auxquels la population de notre ville est journellement exposée par suite de la fréquence toujours croissante des cas de rage, a l'honneur de soumettre à votre approbation de nouvelles mesures sanitaires afin de conjurer ce terrible fléau. Permettez-nous d'entrer à ce sujet dans quelques considérations. La rage est *spontanée* ou *communiquée*. La rage *spontanée* se déclare surtout au printemps et à l'automne; elle règne quelquefois à l'état épizootique; elle est beaucoup plus fréquente

---

(1) Ce Rapport a été fait au nom d'une commission composée de MM. les Drs Teilleux, directeur de l'Asile d'aliénés de Saint-Robert, Allard (Alexandre); Palat et Bévière, vétérinaires.

chez le mâle que chez la femelle. Plusieurs obser-
vateurs, notamment M. Renault, ex-inspecteur général des écoles vétérinaires, pensent même qu'elle
apparaît chez le mâle seulement. On admet géné-
ralement que la privation des actes générateurs en
favorise l'éclosion; aussi les chiens de luxe, dont
l'existence oisive se passe dans l'intérieur des mai-
sons et dont les appétits vénériens ne sont pas ou ne
sont qu'incomplétement satisfaits, sont-ils très sujets
à devenir spontanément enragés. La rage *développée*
au contraire est plus fréquente chez les chiens errants, qui sont plus exposés aux morsures des animaux déjà en proie à la maladie. Il importe donc,
pour établir un système complet de préservation :
1º de s'efforcer de rendre les cas de développement
spontané de cette affection aussi rares que possible;
2º de mettre l'animal, devenu enragé, dans l'impos-
sibilité absolue de mordre. Cette question a été, pendant ces dernières années, l'objet de nombreuses
études. Dans la remarquable discussion qui eut
lieu en 1863 à l'Académie de médecine, M. Bouley,
professeur de clinique à l'école vétérinaire d'Alfort,
a exposé des idées judicieuses que nous allons rap-
peler et auxquelles nous donnons une complète
adhésion. La meilleure des mesures préventives à
l'égard de la rage, dit ce savant auteur, consiste
dans la divulgation des symptômes qui caractérisent
cette maladie; il faut, de plus, que tout propriétaire
de chiens soit éclairé : 1º sur la responsabilité qu'il
encourt vis-à-vis des siens et du public; 2º sur les
précautions nécessaires à sa propre conservation; et

3° sur la pénalité que son incurie ou un défaut de surveillance peuvent lui attirer.

Un professeur de Lucques, M. Léonard Galli, a proposé de faire imprimer les renseignements de toute nature intéressant les possesseurs de chiens sur le récépissé de l'impôt communal. Cette idée ingénieuse, facile à réaliser, nous paraît appelée à produire des résultats réellement efficaces. M. Palat, vétérinaire en 1er au 4e d'artillerie, a rédigé une instruction conçue dans ce sens :

INSTRUCTIONS POUR LES DÉTENTEURS DE CHIENS.

« *Symptômes de la rage.* — Au début, le chien est encore affectueux et obéit à la voix de son maître, mais en hésitant. Il boit quelquefois par petites gorgées. Il fixe son attention avec persistance sur un objet insignifiant, comme s'il voyait un être imaginaire. Triste, agité, il bouleverse son lit, mange des corps étrangers (paille, bois, étoffes). Il porte souvent ses pattes à la gorge, comme pour détacher un os. Bientôt, il fait entendre une sorte de hurlement bas, rauque, saccadé, toujours sans la moindre provocation. — Deux ou trois jours après, il survient une exaltation furieuse : le malade a un air égaré ; son poil se hérisse ; ses yeux reflètent une teinte rouge de sang ; de sa gueule entr'ouverte s'échappe une bave abondante ; il ne reconnaît plus la voix de son maître. C'est à ce moment qu'il s'élance au dehors, et qu'il mord traîtreusement les animaux et les personnes qui se trouvent sur son passage.

» *Causes.* — Elles sont inconnues; cependant de nombreuses observations semblent prouver que les désirs vénériens non satisfaits provoquent la rage. S'il en est ainsi, la castration serait une bonne mesure préventive. Quant aux femelles, il est reconnu aujourd'hui qu'elles sont beaucoup moins sujettes que les mâles à contracter cette maladie.

» *Traitement.* — Toute morsure faite à une personne par tout animal enragé doit être lavée *immédiatement* et cautérisée le *plus tôt possible* avec un fer rougi au feu.

» *Précautions.* — Aussitôt qu'un chien offre quelque chose d'inaccoutumé, le détenteur doit l'attacher avec une chaîne de fer, le museler et faire appeler un vétérinaire, s'il veut prévenir des accidents dont il peut être la première victime, et pour lesquels il encourt des peines très sévères, sans compter les dommages-intérêts qu'on peut lui demander (1).

---

(1) Art. 1485 du Code civil. « Le propriétaire d'un animal est respon-
» sable du dommage que l'animal a causé, soit que l'animal fût sous sa
» garde, soit qu'il fût égaré ou échappé. »

Art. 475 du Code pénal. « Seront punis d'amende depuis 6 fr. jusqu'à
» 10 fr. inclusivement, § 7, ceux qui auraient laissé divaguer des ani-
» maux malfaisants ou féroces, ceux qui auront excité ou n'auront pas
» retenu leurs chiens lorsqu'ils attaquent ou poursuivent les passants,
» quand même il n'en serait résulté aucun mal ni dommage. »

Art. 479. « Seront punis d'une amende de 11 à 15 fr. inclusivement,
» § 2, ceux qui auront occasionné la mort ou la blessure d'animaux ou
» bestiaux appartenant à autrui, par l'effet de la divagation d'animaux
» malfaisants ou féroces. »

» La rage déclarée a résisté jusqu'à ce jour à tous les moyens médicaux connus. »

Comme vous le voyez, Monsieur le Maire, nous proposons de combiner l'effet de la persuasion scientifique unie à l'idée de répression par voie de dommages-intérêts avec les résultats des mesures administratives dont nous allons nous occuper.

Tout d'abord nous rappellerons que quelques-unes de ces mesures ont agi contrairement au but que l'on en attendait ; ainsi, le musellement employé d'une manière permanente jette les chiens dans un état de surexcitation nerveuse qui paraît être une cause prédisposante de la rage, et l'impôt a très probablement dû contribuer à rendre les cas de rage plus fréquents, car depuis qu'il a été établi, le nombre des mâles est devenu, toute proportion gardée, plus considérable qu'auparavant. On peut ajouter que l'impôt n'a pas amené une réduction dans le nombre des chiens, puisqu'on en comptait onze cent soixante-onze à Grenoble en 1856, et que l'année dernière leur nombre s'élevait à douze cent vingt. L'empoisonnement, mesure barbare, donnant lieu à des plaintes légitimes et pouvant occasionner de graves accidents devrait être aboli définitivement. Ces considérations suffisent pour démontrer combien il est urgent d'apporter de profondes modifications aux dispositions réglementaires actuelles, et après un examen approfondi, la Société de médecine a cru devoir s'arrêter aux propositions suivantes :

Mesures concernant les chiens inscrits. — Tout

chien inscrit doit être constamment muni d'un collier portant le nom et l'adresse de son maître.

Tout propriétaire de chien doit être tenu de faire l'achat d'une chaîne de fer et d'une muselière conforme au modèle fourni par l'administration. La muselière de M. Charrière, de Genève, réglementaire en Suisse, nous paraît être la plus convenable sous tous les rapports, l'animal ne peut se l'enlever lui-même, elle l'empêche de mordre sans le gêner dans l'acte de la respiration. Nous regardons cette mesure comme indispensable, parce qu'une corde et la muselière ordinaire n'offrent aucune garantie. L'application de la muselière d'une manière générale devrait être rendue obligatoire pendant deux mois au moins après l'apparition ou le passage d'un animal enragé sur le territoire d'une commune.

Les chiens devraient toujours être tenus en laisse et muselés, dans les promenades, dans les voitures publiques comme dans les wagons, et les gardes et conducteurs devraient être responsables de l'exécution de cette mesure. Les chiens munis de collier mais qui n'auraient pas la muselière dans les circonstances précitées, devraient être pris, conduits en fourrière et abattus le troisième jour, si après ce temps écoulé, ils n'étaient pas réclamés par leurs maîtres, qui auraient à payer une indemnité de 3 fr. par jour pour les chiens de luxe et de 1 fr. par jour pour les chiens de garde, indépendamment des peines encourues pour contravention à l'arrêté municipal. Tout chien muni de collier qui serait trouvé dans les rues pendant la nuit de onze heures du soir jusqu'au point du jour devrait également être mis en fourrière aux mêmes conditions.

Les préposés de l'octroi devraient vérifier si les chiens qui sont dans les voitures ont la muselière et ils devraient s'opposer, par tous les moyens possibles, à l'entrée dans la ville des chiens dépourvus de collier, c'est-à-dire des chiens errants.

Mesures concernant les chiens errants. — Tout chien dépourvu de collier doit être considéré comme chien errant; l'on doit et l'on peut arriver à la destruction radicale du chien errant, l'agent propagateur habituel de la rage communiquée, en le faisant saisir et abattre immédiatement.

Mesures concernant les chiens enragés. — Quand un chien enragé est signalé, l'administration doit le faire abattre et faire constater par un vétérinaire la véritable cause de sa mort. Tout chien mordu ou simplement roulé par un animal enragé, doit être également abattu. Lorsque l'existence de la rage est douteuse, les chiens mordus et le chien mordant doivent être renfermés dans une fourrière ou préférablement dans une infirmerie annexée à la fourrière et y rester pendant six jours sous la surveillance d'un vétérinaire, qui pourrait même les retenir plus longtemps à la demande de toute personne qui aurait été mordue.

Le vétérinaire chargé de la direction de la fourrière et de l'infirmerie pourrait, le cas échéant, être assisté d'une commission composée de quatre membres dont deux appartiendraient à la Société de

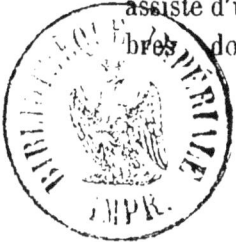

médecine et deux au Comité consultatif d'hygiène et de salubrité publiques. Il sera tenu de faire connaître chaque année le résumé statistique de ses observations, ainsi que cela se pratique à Paris, à Marseille et à Lyon. Grâce à cette publicité, nous avons pu savoir que dans les six premiers mois de cette année, quarante-six chiens enragés ont été reçus à l'école vétérinaire de cette dernière ville, après avoir mordu douze habitants; un d'eux, un portefaix, âgé de trente-trois ans, vient de mourir à l'Antiquaille, le 15 mars. Il est nécessaire d'ajouter que ce malheureux n'avait pas été cautérisé, il s'était contenté de prendre la fameuse omelette anti-rabique d'un empirique du Dauphiné. Enfin, pour compléter la série de ces dispositions, il serait à désirer que l'on fît noter le sexe du chien au moment de son inscription au rôle de l'impôt, afin que l'on pût juger d'une manière définitive l'importante question de l'influence des sexes sur le développement de la rage.

CONCLUSION.

Mesures applicables dans tout le département et dans la ville.

1º Publication d'une instruction relative à la rage, qui sera imprimée sur le récépissé de l'impôt communal et affichée par les soins de l'autorité;

2° Usage général et permanent d'un collier portant le nom et l'adresse du propriétaire ;

3° Nécessité imposée aux possesseurs de chiens de se procurer une chaîne de fer et une muselière conforme au modèle fourni par l'administration ;

4° Musellement obligatoire dans les voitures publiques ;

5° Musellement prescrit pendant deux mois au moins après le passage d'un chien enragé dans une commune ;

6° Abattage immédiat des chiens errants, des chiens enragés, des chiens mordus ou roulés par les chiens enragés ;

7° Séquestration pendant six jours, sous la surveillance d'un vétérinaire, du chien mordant et des chiens mordus, quand on aura des doutes sur leur état ;

8° Inscription du sexe des animaux sur le registre des déclarations faites à l'occasion de l'impôt.

Mesures spéciales à la ville de Grenoble.

1° Les chiens devront être conduits en laisse et muselés au jardin de ville, au jardin des plantes et au parc Randon ;

2° Les préposés de l'octroi veilleront à ce que les chiens soient muselés dans les voitures, et ils feront saisir les chiens errants qui se présenteraient aux portes de la ville ;

3° Création d'une fourrière et d'une infirmerie spéciale à la race canine.

Tel est, Monsieur le Maire, l'ensemble des mesures de police sanitaire qui nous paraissent les plus efficaces pour lutter avec succès contre une maladie qui porte une si profonde atteinte à la santé publique dont la sauvegarde vous est confiée.

Daignez agréer, Monsieur le Maire, l'expression de notre considération très distinguée.

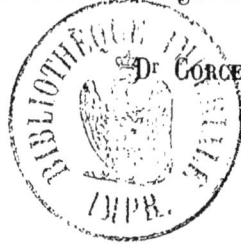

Dʳ CORCELLET,

Rapporteur.

Grenoble, Allier père et fils, imprimeurs. — 8-65.